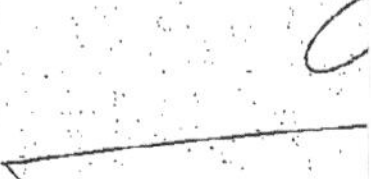

Dᴿ Léon MARATUECH

Médecin Stagiaire au Val-de-Grâce.

Actinomycomes

(Forme néoplasique)

des parois abdominales

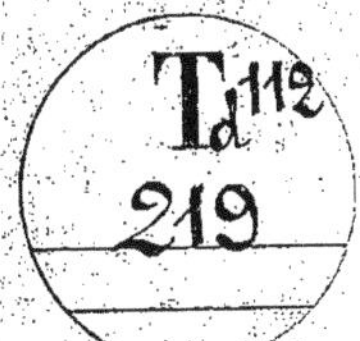

ACTINOMYCOMES

(FORME NÉOPLASIQUE)

DES PAROIS ABDOMINALES

ACTINOMYCOMES

(FORME NÉOPLASIQUE)

DES PAROIS ABDOMINALES

PAR

Le Dr Léon MARATUECH

Médecin-Stagiaire au Val-de-Grâce.

LYON

A. REY & Cie, IMPRIMEURS-ÉDITEURS DE L'UNIVERSITÉ

4, RUE GENTIL, 4

1904

A MES PARENTS

Je dédie ces quelques pages comme
témoignage de ma reconnaissance et
de ma profonde affection.

A MES AMIS

INTRODUCTION

Nous avons eu l'occasion d'entendre M. le professeur
Poncet, dans une de ses cliniques, exposer un cas
intéressant de tumeur de la paroi abdominale. Chez
une femme, au cours d'une appendicite à répétition,
s'était développée une tuméfaction intra-pariétale, sans
réaction inflammatoire, qui avait été prise tout d'abord
pour un fibrome, puis pour un noyau de vieille épi-
ploïte. Le jour de l'opération, M. le professeur Poncet,
en incisant cette masse dure, trouva au milieu d'un
tissu d'aspect fibromateux, une petite quantité de pus
visqueux et jaunâtre ; en présence de ces caractères
anatomiques associés, de néoplasme et de suppuration
légère, il pensa à l'actinomycose. L'examen microscopique des tissus qui fut fait par M. Dor, au laboratoire
de la clinique, vérifia le diagnostic porté le jour de
l'intervention.

Nous avons été frappé et intéressé par la localisation
particulière de l'infection actinomycosique, par son
allure clinique de néoplasme qu'elle avait présentée,
et qui la distinguait de l'apparence phlegmoneuse sous
laquelle on a l'habitude de voir les lésions occasionnées
par l'actinomyces. MM. Poncet et Thévenot nous ont

conseillé de rechercher les autres observations semblables, qui avaient été publiées dans la littérature médicale étrangère ; nous avons eu la bonne fortune d'en trouver un certain nombre ; nous pouvons y ajouter un cas que M. Poncet nous a obligeamment communiqué, et une autre observation recueillie tout récemment dans son service : nous faisons cependant quelques réserves pour cette dernière, le champignon rayonné n'ayant pu encore être décelé dans le pus s'écoulant des fistules.

Nous n'étudierons point l'actinomycose des parois abdominales en général, l'envahissement de la paroi n'étant qu'une étape dans la forme abdominale de l'infection. Ce sujet a été traité dans la thèse de Hinglais (Lyon, 1896) ; et magistralement décrit dans le livre de MM. Poncet et Bérard (1898).

Nous ne nous occuperons que de la forme néoplasique, à évolution lente, qui reste longtemps limitée, circonscrite, pouvant en imposer aux cliniciens pour les tumeurs que l'on rencontre le plus souvent dans la paroi de l'abdomen (fibromes, sarcomes, etc...). Cette forme néoplasique, étudiée par Thollon[1], à la région cervico-faciale, n'est pas habituelle chez l'homme, mais elle n'est pas aussi rare qu'on l'a tout d'abord pensé ; nous avons pu en réunir sept cas, dans une région qui n'est cependant pas le siège de prédilection du parasite. Nous voulons donc attirer l'attention sur le développement de ces tumeurs intra-pariétales, d'allure et de

[1] Thollon, *Sarcome actinomycosique. Actinomycome néoplasique (forme cervico-faciale)* (thèse de Lyon, 1896).

caractère insolites qui pourront, dans certaines conditions symptomatologiques, faire soupçonner des manifestations actinomycosiques. Notre travail comprendra cinq chapitres :

En premier lieu, nous étudierons le sarcome actinomycosique ou actinomycome, et nous en exposerons l'historique.

Le second chapitre sera consacré à la pathogénie de l'affection ; nous examinerons quels sont les divers modes d'infection de la paroi abdominale.

Dans le troisième, nous étudierons l'anatomie pathologique des lésions, en recherchant les causes de l'allure néoplasique.

Puis nous en décrirons la symptomatologie et le diagnostic.

Enfin, dans un dernier et cinquième chapitre, nous indiquerons le pronostic de ces lésions, et le traitement à instituer.

Avant d'aborder notre sujet, nous tenons à assurer de notre respectueuse reconnaissance notre éminent maître, M. le professeur Poncet, qui a bien voulu nous confier ce travail, en nous aidant de ses conseils avec tant de bienveillance. Nous le remercions aujourd'hui pour le grand honneur qu'il nous fait en acceptant la présidence de notre thèse.

M. le Dr Thévenot nous a toujours accueilli avec bonté et nous a facilité la tâche de ses conseils et de son expérience. Qu'il soit assuré de notre profonde gratitude.

L. M.

ACTINOMYCOMES
(FORME NÉOPLASIQUE)
DES PAROIS ABDOMINALES

CHAPITRE PREMIER

L'ACTINOMYCOSE A FORME NÉOPLASIQUE.
HISTORIQUE

La forme sous laquelle l'actinomycose chez l'homme se présente le plus fréquemment rappelle les phénomènes inflammatoires dont s'accompagnent les phlegmons. L'infection débute par un infiltrat dur des tissus, sans limites bien nettes, comme aplati et étalé en un véritable plastron-ligneux, et si la lésion est superficielle, bientôt la peau devient adhérente aux tissus sous-jacents, perd sa teinte normale ; après un temps variable, la surface semble soulevée, comme usée par l'éruption de petites nodosités d'abord dures, puis ramollies, qui s'ulcèrent. Les fistules se multiplient et laissent écouler une sérosité entraînant des flocons de pus et dans laquelle on peut trouver les grains jaunes typiques. C'est là l'évolution habituelle des lésions produites par l'actinomyces, et qui rappellent l'allure des phlegmons.

Chez les animaux, le bœuf, en particulier, le parasite évolue autrement. Il donne naissance à des tumeurs dures, parfaitement délimitées et saillantes, sans zone d'infiltration. Ces tumeurs présentent une marche essentiellement chronique, sans phénomènes inflammatoires pendant un certain temps, mais, par la distension des tissus, elles amènent une irritation du tégument; il se forme des ulcérations, des fistules, toutefois le caractère des lésions reste identique à celui d'un véritable néoplasme.

Cette deuxième modalité, si différente de la première par son évolution plus lente, peut cependant se rencontrer chez l'homme. Les observations que l'on voit citées dans les traités sont : celle d'Israël, qui se rapporte à une formation néoplasique intra-musculaire, celle de Babès *(Les Bactéries,* 1890), qui concerne un cas de tumeur parotidienne, celle de Glaser *(Inaugural Dissert.,* 1888), où le muscle temporal était en entier transformé en tumeur d'allure sarcomateuse. Thollon, dans sa thèse de Lyon (1896), a retrouvé d'autres cas se rattachant à cette forme; ce sont ceux de Fessler (1889), de Ducor (1896), de MM. Poncet et Vallas (1896), tous se rapportant à la région cervico-faciale. Depuis, les observations se sont multipliées. Nous citerons « l'actinomycose néoplasique à forme kystique du maxillaire inférieur » de Legrain *(Archives de Parasitologie,* janvier 1898) ; un autre cas de tumeur du maxillaire supérieur du service de M. Vallas, présenté par M. Piollet. *(Lyon Médical,* 1901, etc.).

La région cervico-faciale en donne certainement le plus d'exemples, car elle est le siège de prédilection du champignon rayonné, mais le même processus néoplasique a été retrouvé dans d'autres parties du corps. Bollinger (*Münch. med. Wochenschrift*, 1887, n° 41) avait décrit, sous le nom d'actinomycome une tumeur qui s'était développée dans les centres nerveux, bien délimitée par une paroi fibreuse, kystique et exempte de suppuration.

Dans la cavité abdominale elle-même ont été constatées des néoformations dues à l'actinomyces et qui, malgré le milieu infecté dont elles provenaient, n'ont point présenté les symptômes habituels de l'actinomycose abdominale, c'est-à-dire la suppuration étendue et rapide. C'est Hofmeister[1] le premier, qui a mentionné deux cas semblables de tumeur actinomycosique du cœcum ; de ces deux cas, un seul reste certain : c'est celui dans lequel on a pu constater au microscope le champignon rayonné ; le second ayant été rapporté à la même cause, étant donné la similitude des phénomènes cliniques et de l'apparence macroscopique des lésions.

Brabec[2], en 1902, apporte une nouvelle observation, il appelle actinomycome une tumeur dure, qui reste mobile, déplaçable, bien limitée, qui s'est laissé facilement extirper ; il s'y trouve quelques petits abcès, mais ils sont nettement enkystés et ne donnent aucun signe clinique d'inflammation. Enfin, cette année-ci, en 1903, Borélius[3] a publié dans une revue suédoise trois cas dans lesquels le champignon avait amené un processus fibreux, néoplasique et donné naissance à des

---

[1] Hofmeister, *Ueber eine ungewohnliche Form der Blinddarmaktinomycose (Brůns Beitrage*, Bd. XXVI, § 344).

[2] Brabec, *Wiener klinische Rùndschaù*, 1902, n° 48.

[3] Borélius, *Nordiskt. Medicinskt. Arkiv.*, 1903, 36-3.

formations limitées, mobiles et déplaçables. Une de ces observations sera citée dans notre sujet, car la tumeur avait paru se développer primitivement dans la paroi abdominale et avait fait diagnostiquer un sarcome intra-pariétal. Cette région peut être, en effet, le siège de semblables manifestations ; nous signalons à la fin de notre travail six cas certains, avec un autre douteux, qui, cliniquement, présente tous les caractères des lésions qui nous occupent.

Sans parler des cas qui n'ont point été diagnostiqués (car certains de ces foyers parasitaires, comme nous le faisait remarquer M. Poncet, ont pu passer pour des néoplasmes compliqués de suppuration), on peut juger que la forme néoplasique de l'actinomycose n'est pas une rare exception. Chez l'homme, en effet, le parasite trouve des tissus dans lesquels il évolue comme chez le bœuf ; ce sont les muscles, les os qui offrent une très grande résistance à son invasion. D'après M. le professeur Poncet, la langue infectée réagit toujours de cette façon ; toutes les lésions produites à ce niveau restent localisées, évoluant lentement et à la manière des néoplasies bénignes.

Ce terme d'actinomycome s'emploiera pour désigner toute tumeur due à l'infection actinomycosique, qui se présentera et évoluera sous une allure néoplasique, longtemps délimitée, et qui, se compliquant d'inflammation, n'en conservera pas moins ses premiers caractères. Cette forme, où l'inflammation ne joue qu'un rôle secondaire et passe inaperçue pendant une première période, indique une réaction de défense de la part des tissus, où le parasite se développe.

CHAPITRE II

PATHOGÉNIE

Il est intéressant de connaître quelles sont les voies habituellement suivies par le parasite pour arriver à la paroi abdominale. Nous pouvons appliquer à notre cas les trois modes d'après lesquels toute région de l'organisme peut être infectée par le champignon rayonné, à savoir :

1° L'envahissement par continuité ;

2° L'inoculation directe ou infection en surface ;

3° L'infection par métastase.

C'est en nous aidant de nos observations et des autres cas d'actinomycose pariétale que nous essayerons d'établir l'origine et la voie d'infection les plus fréquentes.

Il semblerait au premier abord que la grande surface de la paroi abdominale antérieure, exposée à des traumatismes de tous genres, permette d'expliquer dans de nombreuses circonstances l'infection actinomycosique par inoculation directe. Nous avons recherché ces observations ; beaucoup sont douteuses ; une seule nous paraît sans conteste. Elle a été publiée par M. Reboul dans « l'Actinomycose dans le Gard » 1902. Il s'agissait d'un jeune homme de vingt et un ans qui avait pris part au mois de juillet aux travaux de la moisson et travaillait nu jusqu'à la ceinture à cause de la chaleur. Il avait remarqué que des débris d'épis de blé s'accumulaient dans son ombilic. Le 23 août, à la partie inférieure de cette cicatrice, on constatait une tumeur ovalaire dure ; l'ombilic était plein de bourgeons papillomateux saignant au moindre contact et sécrétant un ichor fétide. Entre les bourgeons se trouvaient deux brindilles d'épi de blé. M. Reboul pratiqua l'extraction de cette tumeur ; l'examen montra des grains jaunes, que le microscope a relevés composés d'actinomyces.

Dans les autres cas, on ne peut affirmer avec certitude ce moyen d'infection ; on demeure dans le domaine des hypothèses. C'est le forgeron d'Hochenegg, qui reçut un marteau dans la région hypogastrique, reprit son travail quinze jours plus tard, se croyant guéri. Neuf mois après le traumatisme, apparaît une tuméfaction au-dessus de la symphyse pubienne avec de violentes douleurs abdominales ; il se forme un abcès dont le pus contient les grains typiques. On ne voit pas bien quelle est la porte d'entrée du parasite. Hochenegg ne dit pas si le traumatisme s'accompagna de plaie ou se borna à une contusion, si le blessé a fait usage de topiques moisis, etc. Il y a là une lacune regrettable qui justifie tous les doutes.

Chez le malade de Glaser (obs. III) l'auteur avait plaidé la cause d'une inoculation directe ; il faisait intervenir une érosion, dont le malade niait l'existence ; il n'admettait pas la propagation de l'intestin, parce qu'il n'y avait pas eu de troubles digestifs et que, le jour de l'opération, aucune adhérence péritonéale n'avait été aperçue. Cependant, à la fin de son opuscule, il se range à un tout autre avis et accepte, comme vraisemblable, le second mode d'infection dont nous allons nous occuper, celui de l'infection qui se propage de l'intestin par continuité.

Nous supposons le parasite arrivé dans la cavité du tube digestif. Pour parvenir à la paroi, il doit d'abord traverser la muqueuse intestinale sur laquelle il s'est implanté. Il peut à ce niveau produire un nodule, formé, du centre à la périphérie, par le parasite, par une couche de cellules d'apparence épithélioïde et enfin par une zone de granulation. A mesure que la zone de granulation s'épaissit et s'organise dans le sens d'un tissu fibreux, le centre du nodule continue sa dégénérescence. Par le développement plus ou moins rapide de ce foyer de destruction, il arrive à la séreuse, produit une irritation de celle-ci, et provoque des adhérences inflammatoires, d'abord molles, puis fibreuses, qui relieront une ou plusieurs anses intestinales entre elles ou avec le péritoine pariétal. Ce tissu conjonctif néoformé lui servira de chemin jusqu'au tissu cellulaire sous-péritonéal qui réagira par un épaisissement remarquable. Les muscles par leur face profonde seront envahis à leur tour, mais résisteront beaucoup plus longtemps que les autres tissus traversés ; le parasite pourra ainsi évoluer lentement, sans s'accompagner de phénomènes inflammatoires en provoquant de la part du milieu une forte réaction de défense, qui tendra à son enkystement. Ainsi se sera opéré le passage du champignon de l'intestin à la paroi : on en trouvera les traces le jour de l'opération dans ces larges

adhérences qui auront soudé les anses intestinales
(obs. V) ou l'appendice au péritoine pariétal. Dans
ces cas, il n'est pas douteux que l'infection soit d'origine digestive, car on a sous les yeux ce tissu fibreux
d'adhérences marque incontestable du trajet parcouru.

Mais ce n'est pas toujours avec cette même évidence
que se manifeste l'origine profonde de l'infection pariétale ; ce sont ces cas douteux qui méritent d'appeler
l'attention. Ceux d'Hochenegg, de Glaser cités plus
haut, avaient été expliqués par inoculation directe,
car on n'avait trouvé aucune adhérence qui pût faire
conclure à un processus péritonéal. Mais une frêle
bride fibreuse (obs. IV), qui passe facilement inaperçue, suffit pour assurer un passage au parasite. D'ailleurs, les lésions primitivement ont été parfois beaucoup plus prononcées, et le travail de réparation peut
arriver à les masquer entièrement. « Les lésions intestinales, dit M. Poncet, rétrocèdent fréquemment et,
le plus souvent, au moment de l'opération ou de l'autopsie, on ne trouve plus à ce niveau qu'une zone ci-
catricielle à contours irréguliers...

« Parfois la cicatrice intestinale existe, mais les
lésions ont diffusé tellement loin et un trajet si étroit
les relie à cette dernière qu'on hésite à reconnaître le
point de départ. »

On s'explique ainsi qu'on ait pu décrire de telles
lésions comme des localisations primitives.

D'ailleurs dans ces cas où les adhérences sont si peu
importantes, et où la muqueuse paraît intacte,
(obs. IV), on pourrait admettre que l'infection, au lieu
d'être une transmission directe de l'agent pathogène,

s'opère par une diapédèse des globules blancs chargés
de spores, les adhérences jouant le rôle de brûlot.

Ces considérations semblent donc devoir faire admettre très rationnellement l'origine profonde de l'infection, alors même qu'elle n'est point manifeste. Nous
ne ferons que mentionner le troisième mode d'invasion
possible, l'infection par métastase, qui ne saurait s'appliquer qu'à des cas très exceptionnels dont nous
n'avons pu trouver un seul exemple.

CHAPITRE III

ANATOMIE PATHOLOGIQUE

Le siège de la tumeur par rapport à la surface de la paroi abdominale nous paraît très variable, d'après la lecture de nos observations. Cependant, elle se développera de préférence du côté droit (obs. IV, VI) ; dans l'épaisseur de la gaine du grand droit du même côté. La pathogénie permet d'ailleurs d'expliquer ce siège de prédilection. Dans la longueur du tractus intestinal, l'appendice représente en effet le lieu d'élection de l'infection actinomycosique. (Hinglais a montré la nature parasitaire de nombreuses appendicites.) Le plus souvent, la propagation se fera donc à la paroi du même côté ; cependant, comme la position de cet organe par rapport au cœcum est très variable, il s'ensuit que la tumeur pourra occuper une situation ne faisant point songer à une origine appendiculaire. Elle se rencontrera par exemple sur la ligne médiane (obs. III, obs. IV) dans la région sous-ombilicale.

D'autres points de la paroi peuvent être envahis également. « Les différentes portions du tractus digestif sont d'autant plus fréquemment atteintes que les aliments ou les matières y stationnent davantage. » Aussi la propagation se fera-t-elle du côlon (obs. IV), du rectum, et la tumeur se manifestera alors dans l'hypochondre droit ou gauche, ou du côté de la fosse iliaque gauche (obs. VII).

Dans l'épaisseur de la paroi abdominale, la tumeur se développe aux dépens de tous les tissus ; il en faut excepter cependant la peau et le tissu cellulaire sous-cutané qui restent très longtemps indemnes, et qui glissent facilement sur la tuméfaction. Cette tumeur, sur laquelle conduit l'incision, ressemble en tous points à un fibrome développé dans les muscles et aponévroses de la paroi. A la coupe même, elle présente une consistance fibreuse, à la périphérie tout au moins. Ce tissu scléreux, fibro-lardacé, est difficilement sectionné par le bistouri ; il semble nettement limiter le processus destructif que l'on peut remarquer au centre de la tumeur. Au milieu de ce foyer induré en effet (caractère qui rapproche l'actinomycome des fibro-sarcomes) se trouvent des masses plus molles qui ressemblent grossièrement à des fongosités encéphaloïdes ; elles sont contenues dans des géodes formées par un réseau trabéculaire plus ou moins développé ; on peut y rencontrer quelques points purulents, mais ils sont toujours très limités, et ce sont ces petits abcès enkystés qui contiennent les grains caractéristiques. Le magma semi-liquide, visqueux, représente les débris des éléments cellulaires frappés de dégénérescence granulo-graisseuse au contact du champignon. Certains faisceaux de fibres musculaires ayant résisté à son action forment les travées et les striations qui délimitent les petites géodes dont nous avons parlé.

Au microscope on peut remarquer les lésions ana-

tomo-pathologiques que l'on observe dans les muscles
en général sous l'influence de l'actinomyces. Dans les
parties lointaines du parasite, les fibres musculaires
sont saines. Elles conservent leur striation distincte.
En certains points, les travées fibreuses commencent
à s'épaissir. Aux environs de la tumeur, les fibres con-
jonctives présentent de la dégénérescence granuleuse ;
les fibres musculaires perdent leur striation et subissent
un transformation vitro-granuleuse. Dans la masse
centrale, on trouve les grains jaunes avec leurs caractères particuliers trop connus pour que nous les décri-
vions. Si cependant on intervient de bonne heure, dans
les premiers temps du développement de la tumeur,
on peut ne pas trouver de grains, mais seulement le
mycélium du champignon.

D'après les caractères que nous venons de décrire,
nous voyons combien l'actinomycose rappelle au
point de vue de sa structure le fibrome, le sarcome ou
le fibro-sarcome. On peut se demander pourquoi dans
certains cas l'actinomyces détermine ce processus
néoplasique plutôt qu'un processus phlegmoneux. Il
n'y a d'ailleurs entre ces deux lésions qu'une différenec
de degré ; car, tôt ou tard, les deux processus abou-
tissent à la suppuration ; mais dans le premier cas,
celle-ci est tardive, ne joue qu'un rôle secondaire et
passe longtemps inaperçue, tandis que dans le second,
elle donne rapidement l'allure inflammatoire aux lésions
parasitaires. Pour expliquer cette différence d'évolution
clinique, on peut tenir compte de deux facteurs.

1° Du champignon lui-même ;
2° Du terrain sur lequel il évolue.

Certains auteurs, et c'est le plus grand nombre aujourd'hui, admettent que la suppuration que l'on voit survenir dans les foyers actinomycosiques est due non au champignon lui-même, mais aux microbes pyogènes qu'il entraîne avec lui. D'autres auteurs, au contraire, tels que Netter, Bostroem, Cornil, etc... affirment son pouvoir pyogénique. Il y a cependant quelques cas qui semblent démontrer nettement que la suppuration n'est pas spécifique. Dans son observation d'actinomycome cérébral (1887), Bollinger a montré que la tumeur avait été exempte de pus, car l'évolution clinique de la maladie n'avait jamais rappelé les symptômes d'un abcès cérébral. L'actinomyces agissant seul paraît donc produire un processus néoplasique ; et ceci explique bien le peu de fréquence de l'actinomycome, car il est difficile que le parasite en s'insinuant dans les tissus n'entraîne pas avec lui quelque organisme pyogène, et cela d'autant plus aisément que l'inoculation se fait d'ordinaire par le tube digestif, milieu septique par excellence.

Peut-être doit-on rechercher aussi la cause de ce processus, non dans les qualités du champignon, dans ses degrés de virulence plus ou moins accusés, mais dans la résistance du terrain sur lequel il se trouve implanté. « Le type néoplasique se rencontre dans les tissus richement vascularisés, capables par conséquent d'une réaction intense, et dans lesquels le parasite même virulent ne peut étendre beaucoup son action : tels les tissus osseux et les tissus musculaires. » (A. Poncet.) Il est à peu près constant en effet à la langue ; on le retrouve de même dans d'autres muscles ;

et nos cas semblent bien mériter cette explication, car ce sont les muscles et aponévroses de la paroi qui sont le lieu de développement de ces tumeurs. Dans ces tissus, en effet, à mesure que le mycélium fournit de nouvelles colonies, une telle poussée d'éléments phagocytaires surgit autour d'elles, qu'elles sont bientôt noyées dans une coque de tissu granuleux, puis fibreux; coque d'autant plus épaisse que l'irritation déterminée par le parasite a été plus intense et plus prolongée. Le champignon dans ces tissus semble donc beaucoup plus sclérogène que pyogène; aussi subit-il parfois le sort d'un simple corps étranger; rapidement enkysté, il ne peut franchir la barrière de leucocytes qui l'entoure.

Comment expliquer ensuite l'inflammation qui tardivement se greffe sur ce néoplasme, ce sarcome actinomycosique? Ulmann estime que le parasite produirait un lieu de moindre résistance; le terrain une fois préparé, les microorganismes pyogènes jusqu'alors restés sans action pourraient ensuite évoluer; on peut aussi expliquer la présence de ces microorganismes par une infection secondaire localisée, dont la porte d'entrée serait soit des ulcérations produites par la surdistension des tissus, soit l'ouverture des fistulettes.

CHAPITRE IV

SYMPTOMATOLOGIE. - ÉVOLUTION.—DIAGNOSTIC

Nous étudierons maintenant quels sont les signes cliniques de l'actinomycome et, dans son évolution les caractères particuliers qui pourraient permettre de le distinguer des autres tumeurs de la paroi abdominale.

Début. — Et, tout d'abord, comment apparaît cette tumeur ? Si nous examinons nos observations, nous remarquons que souvent il s'y trouve relaté quelques troubles intestinaux. Il est tout rationnel qu'il en soit ainsi : nous avons conclu au chapitre Pathogénie que l'infection était presque toujours, sinon toujours d'origine intestinale. Mais dans ces symptômes précurseurs, l'intensité des phénomènes cliniques peut présenter une grande variabilité, depuis de simples malaises, une faible tension du côté de l'abdomen, dont le malade lui-même ne se souciera guère (obs. III, VII), jusqu'aux véritables orages péritonéaux dont s'accompagneront parfois les formations d'adhérences (obs. IV).

Dans certains cas même, il n'y aura pas le moindre trouble du côté du tube digestif (obs. V, obs. VI), mais le malade présentera un mauvais état général, de la faiblesse dont on ne pourra diagnostiquer la cause. Si le parasite, en effet, a traversé rapidement la paroi

de l'intestin et n'a endommagé que peu la muqueuse,
l'affection pourra évoluer en une sorte de silence, sans
déterminer autre chose que des douleurs vagues ; si,
au contraire, les lésions sur l'intestin sont beaucoup
plus étendues, les réactions de la séreuse se manifestent
avec une violence telle que le malade accusera tous les
symptômes d'une péritonite aiguë, d'une crise d'appendicite. Après une accalmie, succédant à cette réaction
si intense, se développera plus ou moins rapidement
la tuméfaction, d'abord étalée, dont les contours se
limiteront au fur et à mesure qu'elle évoluera, et à
laquelle on attribuera naturellement un point de départ
intestinal. Mais, d'après nos observations, ce début
brusque et violent ne paraît pas être la règle, et bien
plus fréquente semble l'évolution insidieuse. Le malade
s'aperçoit fortuitement de la présence d'une petite tumeur dure, légèrement sensible, qui se développe très
lentement, s'élargit et manifeste alors son adhérence
à la paroi.

État. — A l'inspection, on ne remarquera dans
cette phase aucun changement de coloration du côté
de la peau, aucune infiltration dans les tissus qui re-
couvrent la tumeur. La peau est légèrement soulevée
par cette masse plus ou moins en saillie.

La palpation ne réveille pas de douleurs véritables ;
elle peut être sensible, mais elle n'est pas aussi vive
que dans le cas d'un abcès ou d'un phlegmon. On sent
immédiatement sous la main une masse d'une *dureté*
pathognomonique, fibroïde, *ligneuse*, allant jusqu'à la
consistance d'une tumeur ostéo-cartilagineuse. Ce
symptôme est, en effet, la caractéristique des lésions

dues à l'actinomyces. Si l'on se trouve en présence d'un plastron dur, plus ou moins limité ou au contraire étalé, dans la paroi abdominale, on devra penser à la nature parasitaire de l'affection. Dans une thèse de Paris toute récente, Saussié[1] admet avec Tillaux que ces phlegmons ligneux seraient très souvent d'origine syphilitique, ou bien qu'ils seraient dus à l'introduction dans les tissus d'éléments non spécifiques et de virulence atténuée (Marion). Nous pensons au contraire, comme nous le fait remarquer M. le professeur Poncet, qu'ils n'ont, pour la plupart, pas d'autre cause que l'infection actinomycosique, et que si l'on avait cherché avec plus de persévérance le champignon rayonné dans le pus de ces abcès, peut-être le résultat eût-il été plus souvent en faveur de notre hypothèse.

Quoi qu'il en soit, cette consistance de bois doit éveiller l'attention et faire songer à un actinomycome ; la palpation, en outre, permet de constater que les téguments ne présentent aucune adhérence, pendant une très longue période, et qu'ils glissent facilement à la surface. On peut imprimer à la tumeur des mouvements latéraux ; mais lorsqu'on fait asseoir le malade et qu'on lui fait tendre son muscle droit, sa fixité devient absolue. Il y a souvent des adhérences qui relient l'anse intestinale avec le péritoine pariétal ; mais souvent aussi elles sont trop minces pour être senties par la palpation, et la tumeur paraîtra isolée sans pédicule profond.

[1] Saussié, *Contribution à l'étude des phlegmons de la paroi abdominale. Le phlegmon ligueux* (Thèse, Paris, 1903).

Les symptômes généraux font parfois totalement défaut ou sont très atténués (obs. III) ; d'autres fois, au contraire (obs. V, obs. VI), ils font songer à une véritable infection ; le malade est faible, l'appétit devient mauvais ; il s'agit sans doute d'une véritable toxémie, d'origine actinomycosique.

Évolution. — Le plus souvent, dans cette première période, l'état général n'est pas mauvais ; l'évolution se fait sans fièvre, jusqu'au jour où surviennent des complications. La néoplasie s'accroît, en effet, peu à peu ; la tumeur augmentant de volume, des ulcérations se produisent, et les petites cavités contenant les produits de dégénérescence des éléments voisins du parasite, s'ouvrent et déversent un liquide séro-sanguinolent riche en grains jaunes ; et des fistulettes se forment. Par ces portes d'entrée, les microorganismes de la suppuration pénètrent dans la tumeur et en modifient le processus. On voit alors la peau devenir adhérente aux tissus sous-jacents s'indurant à son tour, et des fistules éloignées propager l'infection.

Diagnostic. — A cette dernière période, lorsque la tumeur est ulcérée, qu'il s'est produit des fistules, le diagnostic de l'affection est relativement aisé. On peut rencontrer en effet l'actinomyces soit dans les sécré--tions, soit dans les trajets fistuleux, mais il ne faut pas oublier que souvent le parasite peut disparaître étouffé par les microorganismes pyogènes ; aussi devra-t-on faire plusieurs recherches microscopiques, et ne pas rejeter d'emblée ce diagnostic, si le premier examen a été négatif. Les caractères cliniques permettent d'arriver d'ailleurs à un diagnostic presque certain, car

dans les autres affections tuberculeuses ou syphilitiques, par exemple, il n'est guère possible de rencontrer une telle *multiplicité de fistules*.

On ne saurait confondre non plus cette tumeur avec
les néoplasies carcinomateuses, arrivées à la période
d'ulcération, car leur marche est beaucoup plus rapide ; leurs limites sont plus diffuses ; elles s'accompagnent de douleurs vives, et on trouve toujours un
engorgement ganglionnaire. Le sarcome actinomycosique présentera une marche plus lente, une indolence
remarquable, et se distinguera par l'absence de réaction ganglionnaire.

Si ce caractère de multiplicité des fistules fait défaut ;
s'il n'existe qu'une seule ulcération à la paroi abdominale, le diagnostic avec les *gommes* de la paroi sera
beaucoup plus difficile, car celles-ci constituent en
effet des noyaux, de volume variable, dont l'apparition reste insidieuse ; leur marche est chronique. Le
syphilome au début est d'une dureté fibreuse mais se
ramollit assez rapidement. Des points fluctuants appa-
raissent par places, adhèrent ensuite à la peau. Une
ulcération peut se produire, et une petite quantité de pus
s'en écoule. De plus, ces tumeurs syphilitiques ne se
compliquent point d'adénopathie : autant de caractères qui les rapprochent de l'actinomycome. Aussi,
sera-t-il de toute nécessité de rechercher minutieuse-
ment les anamnestiques du malade. Souvent même,
on ne pourra pas avoir de renseignements certains : on
voit souvent des gens qui sont syphilitiques sans le
savoir. Enfin, ce qui vient encore augmenter la difficulté du diagnostic de ces deux affections, c'est que

l'iodure de potassium ne peut plus être regardé comme une pierre de touche, car la guérison survient dans les deux cas. Aussi, les auteurs qui considèrent l'actino-mycose comme une affection très rare sont-ils portés à établir le diagnostic de syphilis (alors même que le malade la nie), devant ces cas de tumeur indolente dont nous avons décrit les caractères et qui régresse par la médication iodurée. Ce n'est donc guère que l'examen microscopique qui puisse, en pareil cas, établir d'une façon absolue la nature de l'affection ; on peut toutefois remarquer que, cliniquement, l'actinomy-come gardera une allure néoplasique que ne possèdera point la gomme syphilitique.

Il en est de même des *abcès froids idiopathiques du muscle droit*, qui coïncideront avec d'autres manifes-tations bacillaires atténuées, et qui ne s'accompagne-ront pas de la dureté, de la consistance ligneuse de l'actinomycome.

Bien plus difficile encore sera le diagnostic différen-tiel, lorsque la tumeur ne présentera aucune ulcéra-tion, dans sa période d'état par exemple. A cette pé-riode, elle peut en imposer en effet pour les néoplasies bénignes que l'on rencontre habituellement dans la pa-roi, telles que les fibromes, fibrosarcomes, lipomes, etc.

D'après les symptômes que nous avons énumérés au commencement de ce chapitre, nous voyons que l'actinomycome présente tous les caractères d'un *fibrome* pariétal ; la confusion en a d'ailleurs été fré-quente (obs. III, IV, VI).

Les fibromes sont durs en effet, bien que peut-être la consistance ligneuse soit plus marquée dans notre affection ; ils présentent un développement très lent et indolore, mais ils ne tendent pas à la résolution, ni à l'ulcération. La marche des lésions pourra donc distinguer la tumeur parasitaire de ces fibromes. Ces derniers d'ailleurs se montrent presque exclusivement chez des jeunes femmes ayant accouché, ne s'accompagnent jamais de troubles intestinaux, tandis que l'actinomycome se verra indifféremment chez les deux sexes, peut-être même plus fréquemment chez l'homme qui a plus de chance de se contaminer que la femme, et s'accompagnera au début de phénomènes digestifs.

Le *fibro-sarcome*, que l'on rencontre chez l'homme, amenant aussi l'ulcération de la peau, se rapprochera davantage de la tumeur actynomycosique ; on ne pourra les différencier qu'à une période avancée, au moment où les fistules multiples, les clapiers sous-cutanés communiquant avec l'extérieur par des pertuis étroits et sinueux, rappelleront la marche du champignon rayonné dans les tissus.

Quant aux *lipomes*, on ne saurait longtemps les confondre avec l'actinomycome ; ils n'en ont point la consistance, la surface régulière ; leur mobilité est plus grande sur les tissus environnants. De même, un hématome ne peut que résulter, soit d'un traumatisme, soit d'une « apoplexie musculaire » chez un individu atteint d'une fièvre grave.

On pourra enfin songer, si les accidents péritonéaux qui accompagnent le développement de la tuméfaction sont très violents, à une épiplocèle intra-pariétale enflammée (obs. IV).

En résumé, le diagnostic ne peut être fermement posé qu'après le contrôle microscopique et la constatation de l'actinomyces. Avant que les fistules ne se soient produites, il sera, par là même, souvent impossible. Mais on devra, tout au moins, songer à une affection actinomycosique, si la tumeur présente une dureté, une consistance ligneuse, si son évolution rappelle celle d'un fibro-sarcome, et surtout lorsque son siège fera penser à une origine appendiculaire, cet organe étant fréquemment infecté par le champignon rayonné.

CHAPITRE V

PRONOSTIC ET TRAITEMENT

La structure de la tumeur, ses limites nettes, sa marche chronique et lente, sans retentissement du côté de l'état général, dans la majorité des cas, semblent constituer autant de preuves de la bénignité de l'affection dans les premiers temps de son évolution. Il se forme, en effet, une coque de tissu fibreux qui limite la dégénérescence centrale, semble arrêter la marche envahissante du parasite et paraît être un processus de guérison spontanée. Le pronostic est d'autant plus favorable que l'on connaît la gravité habituelle des lésions actinomycosiques du côté de la cavité abdominale. Lorsque les lésions sont diffuses et suppurées d'emblée, les statistiques nous donnent un tableau très sombre. Grill, rapportant 111 cas ayant subi un traitement approprié indique, comme résultats, 45 morts, 22 guérisons, 10 améliorations, le reste n'ayant pas été amélioré. Duvau, dans sa thèse (Lyon, 1902), admet 65 pour 100 de mortalité. Si, d'autre part, nous consultons celles de nos observations, où l'issue a été connue, nous remarquons des guérisons durables (obs. IV, obs. V). Dans le cas de Glaser (obs. III), l'état général était resté excellent, alors que la tumeur avait récidivé.

Cependant, si le traitement n'intervient pas, cette

néoplasie peut devenir d'un pronostic plus grave. La
tumeur marche lentement, mais sûrement, et arrive à
l'ulcération ; elle se complique alors d'infections secon-
daires. Une suppuration continue épuise le malade, car
les fistules se forment en grand nombre ; avec le pus,
la fièvre apparaît, et la vie du malade peut être menacée
par ces infections surajoutées. Il n'en est pas moins
vrai que l'actinomycome représente une forme moins
grave que les lésions actinomycosiques diffuses. Ce
sombre tableau ne se dessine, en effet, qu'à une période
avancée de la maladie, longtemps après le début de
l'apparition de la tumeur, ce qui permet au traitement
d'avoir le temps d'agir et d'amener des résultats à
longue échéance.

Le traitement, comme dans tous les cas d'actinomycose, doit être mixte, c'est-à-dire médical et chirurgical.

On connaît les excellents effets produits par le traitement ioduré ; il consistera dans l'administration de l'iodure de potassium à haute dose. On commencera par 2
ou 3 grammes par jour, pour atteindre progressivement
6 à 8 grammes. Il faudra continuer patiemment cette
médication avec des périodes de repos. C'est ainsi que,
dans le cas de M. Poncet (obs. IV), l'induration disparut
complètement, mais ce ne fut qu'au bout de trois mois.
Souvent sous ces fortes doses d'iodure, l'organisme
présente des signes d'intolérance. Aussi, depuis
quelques années, a-t-on préconisé une nouvelle sub-
stance, qui donne d'excellents résultats : l'*iodipine*,
combinaison chimique d'iode avec l'huile de sésame. On
pourra l'introduire dans l'économie, par ingestion ou

mieux par la voie sous-cutanée ; la dose moyenne par injection étant de 10 à 20 centimètres cubes de la solution à 25 pour 100.

Le traitement médical suffit-il pour faire regresser les lésions ? L'iodure, à lui seul, n'agit pas d'une manière décisive ; aussi, ne doit-il être regardé que comme un adjuvant au traitement véritable, l'intervention chirurgicale.

Comment devra-t-on se comporter devant ce foyer actinomycosique ? Borélius (obs. V) préconise une intervention large et radicale ; son cas semble bien plaider en faveur de ce procédé, qui fut suivi de guérison rapide et de résultat durable. En effet, en présence d'une véritable tumeur circonscrite, surtout si la lésion est ancienne, il faut la considérer comme un néoplasme et l'enlever largement. Mais en présence de lésions déjà trop étendues, il sera préférable de faire de larges incisions, des débridements, sans trop user de la curette. La plaie que l'on pansera à ciel ouvert sera cautérisée ; on pourra toucher les bourgeons avec la teinture d'iode.

Souvent les lésions pariétales ne seront qu'une manifestation d'un foyer profond, que l'on devra toujours rechercher attentivement, et qui sera traité de même par de larges débridements.

OBSERVATIONS

OBSERVATION I

Nous trouvons mentionné, dans le traité de MM. Poncet et Bérard, un cas de Rotter où une tumeur s'était développée dans la paroi abdominale, aux dépens des muscles, et présentait un aspect sarcomateux; elle fut reconnue de nature actinomycosique. Nous ne pouvons produire en détail cette observation, l'auteur auquel nous nous sommes adressé ne nous ayant point donné de réponse.

OBSERVATION II

(Von Bousdorff, *De l'actinomycose chez l'homme*, 1894.
In thèse Vincent.)

Homme âgé de dix-sept ans. Une tuméfaction indurée semblable à un *fibrome* s'était produite dans le grand droit de l'abdomen. On en fit l'excision; il se trouva que c'était de l'actinomycose. L'infiltration, ensuite, s'étendit dans la partie inférieure de la paroi abdominale. Mort. On trouva à l'autopsie que le foyer primitif était dans l'S du côlon et qu'il y avait des métastases dans l'intestin grêle, le foie et les poumons.

OBSERVATION III

(Glaser, *Inaugural Dissert.*, Halle, 1888.)

K..., journalier, quarante-huit ans, s'occupe des bestiaux et connaît même en détail les lésions actinomycosiques du veau qu'il a vues fréquemment. Depuis Noël 1885, il n'a plus été en contact avec ses bœufs. Il n'a jamais été malade avant cette affection. Depuis le printemps de l'année 1886, il a souvent res senti de la tension et des douleurs dans le ventre. Environ quatre ou six semaines avant son entrée à la clinique, il remarqua au-dessous de l'ombilic une tumeur de la grosseur d'un mark qui s'accrut en peu de temps, et atteignit les dimensions d'une pièce de 5 marks. Jusqu'à son entrée à la clinique qu'il fit, sur le conseil d'un médecin, environ au milieu de juin 1886, il a travaillé et n'a pas eu de fortes douleurs. Cependant il avait un léger degré de fièvre à son entrée. On porta le diagnostic de *fibrome de la paroi abdominale*; cependant Volkmann fit remarquer qu'il était extraordinaire que ce fibrome eût une situation médiane, comme c'était le cas de la tumeur. L'examen pratiqué encore une fois avant l'opération, qui fut faite le 7 juillet 1885, donne l'état suivant :

Au-dessous de l'ombilic se trouve une tumeur de la grosseur du poing, d'une dureté de pierre sur toute la surface, notamment à sa périphérie; la peau adhère à la partie saillante qui est rouge sur un point. La circonférence de la tumeur est légèrement infiltrée.

Opération. — Incision sur le milieu de la tuméfaction ; à la moitié environ de l'épaisseur de la paroi abdominale, on trouve une petite cavité d'abcès avec un peu de pus. Ce qui a donné l'impression d'une véritable tumeur, ce sont les callosités qui entourent cette petite cavité. Les parois de celle-ci sont tapissées de masses granuleuses, légèrement saignantes. Le pus en petite quantité est extraordinairement visqueux; on voit des grains particuliers qui, au microscope, montrent sur leurs bords une disposition des éléments en forme de rayons. On peut voir des massues en grand nombre, caractéristiques de l'actinomyces.

Après avoir gratté les granulations des parois de la cavité, on cautérisa au nitrate d'argent et on plaça des tampons de gaze iodoformée. La guérison se fit sans réaction. La blessure guérit très bien par seconde intention ; le patient put rentrer chez lui au bout de peu de temps. L'infiltration dure, en forme de tumeur et la sclérose à l'entour avaient énormément diminué. On espérait que le patient serait complètement guéri. Un examen pratiqué le mois de février montre que la tumeur a réapparu ; il n'y a pas de doute que ce soit une récidive actinomycosique. Le malade raconte que six semaines après sa sortie une petite tumeur de la grosseur d'un pois s'est développée. Tous les huit ou quinze jours, elle aurait fait crever la cicatrice et donné un peu de pus muqueux. Mais il n'y a pas eu de douleurs. Le patient a une apparence florissante et montre un certain degré de corpulence. Sur la ligne médiane se trouve une surface ulcérée, avec une croûte de pus. Sous cette ulcération, se trouve une masse ronde de la grosseur du poing, ne se laissant pas limiter vers la profondeur. Il est très vraisemblable qu'elle présente des rapports avec l'intestin.

Remarque. — La provenance intestinale ne fut pas admise parce que, dans son cours, cette manifestation contraste trop avec les phénomènes sévères dont l'affection actinomycosique intestinale a l'habitude de s'accompagner ; tous les cas, presque sans exception, ayant une issue fatale. Notre malade a été observé pendant deux ans à la clinique et n'a eu aucune douleur du côté de sa tumeur même récidivée ; il conserva un état général excellent.

Une autre preuve est qu'à la première opération, on ne trouva aucune adhérence qui pouvait faire conclure à un processus péritonéal. L'affection était limitée à la paroi abdominale ; on ne peut accepter que ce processus parti de l'intestin soit resté sans manifestation aussi bien au niveau du tube digestif que dans le péritoine. Au point de vue pathogénique, il faut admettre que l'infection s'est faite par une blessure accidentelle de la peau ; et, en fait, le peu de symptômes, le cours favorable, le manque de douleur feraient admettre une telle hypothèse. Cependant le malade nie avoir eu une blessure de cette sorte : mais la blessure peut être assez petite pour passer inaperçue.

L'auteur, cependant, à la fin de son opuscule, ajoute que d'après l'état relevé le 23 février 1888, l'infection est vraisemblablement partie de l'intestin.

L. M.

3

OBSERVATION IV

(MM. Poncet et Thevenot.)

(Tirée de la publication de M. Thevenot
dans *Gazette des hôpitaux*, 1902).

*Actinomycose appendiculaire. — Actinomycome isolé de la
paroi abdominale. — Ablation de l'appendice. — Large
ouverture de la tumeur. — Traitement ioduré. — Guérison.*

Mlle A. G..., quarante-cinq ans. Dans ses antécédents hérédi-
taires, dans son passé personnel, on ne trouve aucune tare
tuberculeuse ou autre. De santé délicate, elle s'est toujours bien
portée ; cependant à l'âge de dix-neuf ans, elle aurait présenté
des troubles gastriques ; depuis, elle paraît avoir eu quelques
accidents de gastro-entérite.

Le début de l'affection remonte à dix mois. Le 7 octobre 1901,
à Lyon, la malade fut prise après un repas, d'un malaise général
indéfinissable, avec frisson. Elle garde le lit cinq à six jours et
ne voit pas de médecin. Elle reprend ses occupations, malgré de
l'anorexie. Constipation. Etat stationnaire jusqu'au 27 novembre
où, dans la nuit, elle ressent une douleur au niveau de la fosse
iliaque droite ; elle garde le lit pendant un mois et demi.

Au mois de février 1902, se déclare une troisième crise. A
partir de ce moment, il y eut une détente et une amélioration
sensible jusqu'au 6 avril. Mais dans cette intervalle, elle s'était
aperçue d'une tuméfaction dure siégeant au niveau de la ligne
médiane, dans la portion sous-ombilicale droite, à 5 ou 6 centimètres au-dessus du pubis

Les médecins en firent également la constatation.

6 avril. — Nouvelle crise ; vingt jours après, la malade vient
à Lyon pour suivre un traitement chirurgical, et est présentée
à M. Poncet.

Examen le 25 avril. La pression du côté de l'appendice
réveille une douleur caractéristique, mais on ne constate aucun
empâtement. On remarque au contraire une tumeur abdominale

qui occupe un siège anormal pour une tuméfaction d'origine appendiculaire. Cette tumeur sur laquelle la malade appelle du reste l'attention, était située un peu au-dessus d'une ligne passant par l'épine iliaque antéro-supérieure et perpendiculaire à la ligne médiane. Le bord externe répondait à celui du grand droit du côté gauche. Cette masse qui paraissait occuper la paroi abdominale et qui, par certains caractères pouvait rappeler un noyau épiploïque chroniquement enflammé, était particulièrement *dure, ligneuse ;* par sa consistance, elle rappelait les *fibromes* bien connus de la paroi abdominale. Elle était hémisphérique et formait un plastron du volume de la moitié d'une grosse mandarine ; elle faisait corps intime avec la sangle musculo-aponévrotique aux dépens de laquelle elle paraissait s'être développée. On ne lui trouvait pas de prolongements dans la cavité abdominale. Peu douloureuse à la pression.

Jusqu'au 2 mai, pas de changement de volume de la tumeur qui devient indolente.

Opération. — M. Poncet fait une incision perpendiculaire au grand axe. Peau indemne, tissu cellulaire très vascularisé. La masse musculo-aponévrotique fait corps avec la masse indurée qui l'englobe si intimement qu'on croirait inciser un fibrome. Le tissu fibro-lardacé est difficilement sectionné au bistouri. On tombe alors sur une masse molle, que l'on enlève à la curette. Cette masse pulpeuse est contenue dans des géodes creusées dans un noyau fibreux. En certains points, il semble y avoir un peu de pus jaunâtre. M. Poncet pense à l'actinomycose en présence de ces caractères anatomiques associés. On arrive dans la cavité abdominale. L'épiploon adhère au niveau de la tumeur ; il est rouge, très vasculaire. La péritonite est complètement sèche ; le cæcum est distendu. Après une recherche délicate de l'appendice, M. Poncet l'amène au dehors. Par son sommet, il adhère au péritoine pariétal au niveau de la tumeur. Résection. Ligature circulaire ; enfouissement du pédicule. La plaie est de parti pris laissée ouverte ; aucun point de suture. Cautérisation au fer rouge de la tumeur. Drainage avec mèches de gaze iodoformée. Suites opératoires simples. Le douzième jour, les mèches sont enlevées. Plaie granuleuse de très bon aspect.

Après la période réactionnelle, la malade est soumise au traitement ioduré ; 6 à 8 grammes d'iodure de potassium par jour. En même temps, application directe de teinture d'iode sur les bourgeons.

La rétrocession de la masse indurée ne se fait que lentement ; le 10 juin, la malade part chez elle ; le 21 juillet, la plaie est cicatrisée ; toute induration a disparu ; elle continue à prendre de l'iodure de potassium pendant trois mois. Le diagnostic d'actinomycose a été vérifié par M. Dor. C'est dans les fongosités que fut retrouvé le mycélium caractéristique.

OBSERVATION V

(Borélius, *Nordiskt. Medicniskt. Arkiv.*, 36, 3, 1903.)

H... P..., dix ans. Pas d'hérédité cancéreuse. Dans ses premières années a été d'une santé faible. Pour la première fois en novembre 1901, le malade sentit dans le ventre un noyau de la grosseur d'une noisette. Il ne peut indiquer aucune circonstance qui permette d'expliquer le développement de cette tumeur. A la vérité, il était tombé quelque temps auparavant, mais il ne se souvenait pas s'il avait reçu un coup dans cette région, ou si ses muscles s'étaient violemment distendus. Le noyau était au début un peu sensible, mais au repos n'était pas douloureux. La tumeur grandit rapidement avec de légers picotements. Pendant tout le temps, la peau est restée mobile au-dessus de la tumeur et n'a présenté aucun changement.

Pas de symptômes du côté du tube digestif ; pendant ces deux dernières semaines, le patient a ressenti une faiblesse croissante et l'appétit est devenu mauvais.

Etat actuel. — 10 janvier 1902. — Le patient est faible. Le ventre est rétracté ; la peau est partout mobile, nulle part tendue ou rouge. A la palpation, on sent, dans la paroi abdominale du côté gauche, une tumeur ovale de la grosseur d'un œuf d'oie, qui va de l'ombilic à la moitié du rebord costal gauche. Elle commence à 1 centimètre de l'ombilic et se prolonge jusqu'à un travers de doigt du rebord costal. La surface est sans bosselures, et d'une consistance dure. Elle est légèrement sensible à la pression. On sent que la tumeur se trouve sous la peau. Les limites avec les parties voisines sont facilement perceptibles. La tumeur est déplaçable de côté, moins en haut et en bas. Dans les mouvements respiratoires, elle suit exactement les mouvements de la paroi. Si l'on fait lever le malade et tendre son muscle droit, les limites de la tumeur sont plus difficiles à sentir.

Opération. — 10 janvier 1902. — Incision de la peau au-dessus de la tumeur. L'aponévrose est sectionnée; puis le muscle droit qui forme une partie de la tumeur est sectionné transversalement d'abord au niveau des fausses côtes, puis en bas au niveau de l'ombilic. La gaîne postérieure du droit est incisée et montre des adhérences avec les organes de la cavité abdominale. Le ligament gastro-colique est libéré sans difficulté. Le côlon transverse était si intimement lié qu'il dut être réséqué. Sutures circulaires sur le côlon : la suture de la paroi se fit avec difficulté à cause de la résection considérable de la paroi. On put cependant réunir les parties fibreuses profondes.

13 janvier. — Pas de réaction; le 19, les sutures sont enlevées.

21 janvier. — Selles normales. Le 3 février, la guérison était complète; la paroi abdominale est fermée.

A la fin de l'année, le malade écrit et annonce qu'il est bien portant.

Description de la tumeur. — La tumeur extirpée se compose d'un segment du côlon, d'adhérences se propageant dans le muscle droit. Elle est limitée, arrondie, de la grosseur d'un œuf d'oie. Elle est ferme à la coupe, couenneuse, par place brillante comme du tendon, par place parcourue de stries jaunes.

On trouve de nombreuses petites géodes, qui contiennent des masses de tissu plus lâches et, en maints endroits, on trouve les formations actinomycosiques typiques. Macroscopiquement, la muqueuse du côlon paraît intacte; au microscope, on trouve des

petites lacunes dans l'épithélium, et des infiltrats de cellules
rondes dans la paroi de l'intestin. Des coupes dans la tumeur
montrent du tissu conjonctif à divers stades de développement,
en plus des formations actinomycosiques.

Remarque. — Le diagnostic clinique avant l'opération avait
été celui d'une tumeur maligne de la paroi abdominale. On eut
d'abord l'idée d'un *sarcome* parti de la gaîne du grand droit.
On ne pouvait dire si la tumeur avait un prolongement intra-
péritonéal; il n'y avait jamais eu de symptômes quelconques du
côté des organes abdominaux sous-jacents. Il s'agissait d'une
formation bien délimitée et sans infiltration. Pour cette raison,
on ne pensait à rien autre qu'à une tumeur réelle, un néoplasme.
L'intéressant, dans ce cas, est de voir la formation d'une tumeur
solide, sans zone infiltrée, due au champignon rayonné qui,
ordinairement, produit des lésions phlegmoneuses.

Que la porte d'entrée de l'infection ait été le côlon transverse,
et que l'infection ait passé en dehors, dans la paroi abdominale,
on pourrait *a priori* le considérer comme certain : c'est ce que
nous apprend l'expérience commune. Pour confirmer nos idées,
nous avons vu que les lacunes trouvées dans la muqueuse du
côlon correspondaient à l'implantation de la tumeur sur l'intestin.

OBSERVATION VI (inédite).

(Due à l'obligeance de M. le professeur Poncet.)

Actinomycome de la paroi abdominale droite, ayant débuté à 4
ou 5 centimètres en dehors et un peu au-dessous de l'om-
bilic. Evolution pendant deux ou trois mois à peu près
indolente en dehors de la pression, et à la façon d'un
fibrome pariétal. Accroissement de cette tumeur d'abord de
volume d'une amande, sous forme d'un plastron dur, sclé-
reux, ayant fait songer pendant plusieurs mois à une typhlo-
appendicite de forme insolite et, après plusieurs interven-
tions sanglantes, à une tuberculose appendiculo-cœcale jus-
qu'au jour où, six mois après le début des accidents, on

trouve des grains jaunes qui éclairaient le diagnostic d'une façon définitive.

Dans les premiers jours de décembre 1903, M. Poncet fut appelé en consultation auprès d'une jeune femme de vingt-huit ans, dont nous avons résumé la maladie dans le titre de notre observation.

C'est au mois de mai 1903 que cette jeune femme, en résidence à la campagne, dans les environs de Fontainebleau, s'aperçut d'une petite tuméfaction très dure, du volume d'une grosse amande située un peu en dehors du grand droit. Cette tumeur, qui se développait sur la partie antéro-latérale droite du ventre, n'était douloureuse qu'à la pression ; elle était survenue spontanément, sans cause appréciable, et sans qu'aucun phénomène anormal du côté des voies digestives n'ait appelé son attention. Elle n'avait observé aucun changement dans son état de santé, mais depuis quelques mois, dit-elle, elle se sentait plus lasse que de coutume ; quoique se levant très tard, elle ne quittait son lit chaque matin qu'avec peine.

Vivant dans un milieu médical très éclairé, elle demanda immédiatement conseil et, à cette époque, comme du reste encore pendant de longues semaines dans la suite, le diagnostic ne put être précisé. Cependant la tumeur s'étendait sous forme d'un placard toujours très dur ; elle gagnait du côté de l'arcade crurale ; et on pensa alors à une appendicite bizarre, à une tuberculose intestinale profonde, etc. En même temps, l'état général de la malade devenait moins bon. La tumeur, qui jusqu'alors, pendant trois ou quatre mois, avait eu l'allure d'un néoplasme, présenta en un point quelques signes d'une lésion inflammatoire. Une incision fut pratiquée et, après cette intervention dans des masses dures, lardacées, le diagnostic ne fut pas plus clair que par le passé. Depuis lors, soit par le fait de l'évolution de la maladie, soit par suite d'infections surajoutées, plusieurs abcès avec fistules survinrent dans la région primitivement envahie, et à son voisinage. C'est ainsi qu'un abcès fut ouvert dans la région lombaire correspondante ; qu'un autre s'ouvrit dans la grande lèvre du même côté.

Dans ce laps de temps, deux autres interventions chirurgicales furent jugées nécessaires et pratiquées. A la date du 2 décembre, date, comme nous l'avons dit, à laquelle M. Poncet examina cette malade, le diagnostic d'actinomycose avait été porté depuis un mois environ par la constatation, des grains jaunes. Les signes cliniques, en outre, constatés par M. Poncet, étaient absolument en faveur de ce dernier diagnostic. Sans parler des fistules multiples, des foyers infectieux traversés par de nombreux drains, etc..., on trouvait une tuméfaction dure, scléreuse, en bloc de la fosse iliaque, de la région inguino-crurale correspondante ; et l'on avait encore sous les yeux, sous la main, ces lésions ligneuses du début qui, seules existantes pendant longtemps, avaient égaré le diagnostic. Chez cette malade, ce processus néoplasique, inflammatoire par la suite, avait envahi également la fosse iliaque et produit une psoïtis des plus caractéristiques par la flexion de la cuisse droite sur le bassin et l'impossibilité absolue de dépasser l'angle droit dans les mouvements d'extension du membre.

En résumé, au début de l'affection, tumeur de la paroi abdominale, offrant tous les caractères d'un fibrome, d'un néoplasme : plus tard, extension de la lésion avec les mêmes caractères anatomiques ; enfin, accidents inflammatoires : abcès, fistules pouvant être surtout rattachées aux trois opérations pratiquées.

OBSERVATION VII (inédite).

(Recueillie dans le service de M. Poncet.)

M... Pierre, charron, soixante-six ans ; entré le 8 décembre 1903. Dans ses antécédents personnels on note une fièvre typhoïde à vingt ans, une pleurésie à quarante-cinq ans.

L'affection actuelle a débuté, il y a une année, par une petite tumeur siégeant au niveau de l'hypogastre, à gauche de la ligne médiane. Il accusait à ce moment quelques troubles digestifs, mais peu marqués ; de la constipation principalement.

Cette tumeur s'est développée très lentement ; le malade ne

s'en inquiétait pas. Puis, au bout de huit à neuf mois, elle devint rouge, s'ouvrit à la peau. Elle était peu douloureuse, sauf dans les efforts de toux. Une fistule succéda à l'ulcération de la tumeur. Le malade entra à l'hôpital Saint-Luc ; il en sortit dans le même état après un séjour de deux mois. Il y a trois semaines environ, une nouvelle fistule s'ouvrit au niveau de la paroi postérieure des bourses.

Actuellement, on trouve à quelques centimètres de la ligne médiane, à la région hypogastrique, du côté gauche, une fistule légèrement déprimée d'où s'écoule un liquide rougeâtre. Ce liquide, recueilli dans un tube et étalé, paraît renfermer des grains jaunes.

A la palpation, on trouve une masse dure remontant à quatre travers de doigt au-dessous de l'ombilic, s'étendant plus du côté droit que du côté gauche. La peau, à ce niveau, a conservé dans presque toute son étendue sa mobilité normale et ne présente aucune modification de coloration ou d'autre nature.

A la face postérieure des bourses, on trouve une autre fistule, qui laisse couler une assez grande quantité de liquide clair, contenant des flocons de pus et aussi des grains jaunes.

Du côté de l'intestin, le malade accuse encore la constipation opiniâtre qui survint, il y a un an. Rien au toucher rectal. Du côté de la vessie, rien de particulier. L'examen du bassin est négatif : pas de point osseux.

L'état général est peu touché ; cependant le malade dit avoir maigri de 6 kilogrammes.

10 décembre. — Dans les urines, on remarque du muco-pus, mais pas de grains jaunes. Ceux qui sont recueillis dans le pus des fistules ne présentent pas les caractères de ceux dus à l'actinomyces.

On institue le traitement ioduré.

15 décembre. — Anesthésie à l'éther. M. Thévenot incise la fistule latérale gauche. On constate qu'il existe un trajet à direction transversale qui passe sous les droits de l'abdomen, franchit la ligne médiane et se porte à droite sur une longueur de 15 centimètres. Ce trajet est tapissé par des parois d'une dureté

ligneuse, et recouvertes d'une couche très mince de fongosités
rougeâtres. En arrière du bord externe du droit, à droite de la
ligne médiane, il existe un orifice d'où part un trajet qui file vers
le bassin, à 10 centimètres de profondeur. Ce trajet est entouré
de masses ligneuses. Le doigt introduit dans le rectum n'arrive
pas à sentir l'extrémité du stylet qui cathétérise ce trajet.

La fistule scrotale est également débridée ; elle conduit dans
une cavité qui entoure l'urètre. Il existe entre la vessie et
autour d'elle d'une part, le rectum, d'autre part, un bloc induré
dans lequel s'engagent des trajets fistuleux. Curetage des trajets ;
tamponnement à la gaze iodoformée.

Remarque. — Bien qu'un premier examen des grains au
microscope n'ait point révélé la présence du champignon
rayonné, le processus clinique et l'aspect des lésions ont permis
à M. le professeur Poncet, dont est si grande la compétence en
la matière, de porter le diagnostic d'actinomycose de la paroi
abdominale. On sait, en effet que les recherches pour être posi-
tives peuvent être laborieuses, et qu'on ne doit pas s'en tenir à
un seul examen microscopique du pus.

Nous nous trouvons donc en présence d'une tumeur de la
paroi abdominale, ayant évolué lentement, sans phénomènes
inflammatoires pendant huit à neuf mois. A ce moment, une
ulcération se produit ; des infections nouvelles venant se greffer
sur cette néoplasie, accélèrent son allure ; et l'affection se propage par des fistules éloignées.

CONCLUSIONS

I. L'actinomyces peut déterminer au niveau de la paroi abdominale des lésions qui, par leur évolution lente et leur allure néoplasique, l'absence de phénomènes inflammatoires, etc..., rappellent celles produites habituellement par le parasite chez le bœuf, et que l'on appelle, en raison de leur siège chez celui-ci : sarcome actinomycosique, actinomycome des mâchoires.

Cette forme limitée, néoplasique, rare chez l'homme a été étudiée à la région cervico-faciale par Thollon. Le développement de semblables tumeurs a été signalé dans le cerveau (Bollinger), dans la cavité abdominale (Hofmeister, etc...) ; nous en avons réuni sept observations dans la paroi de l'abdomen.

II. Cette région peut être infectée par inoculation directe, mais ce mode d'infection est particulièrement rare (une seule observation caractéristique). La voie presque toujours suivie par le parasite est la voie intestinale. Son passage de l'intestin à la paroi s'effectue à la faveur d'adhérences fibreuses qui indiquent son envahissement par continuité. D'autres fois la région paraît atteinte primitivement (obs. III) ; la porte d'entrée est cependant profonde ; l'actinomyces, en effet, peut ne laisser aucune trace de son passage, par disparition des adhérences.

III. Dans la paroi, le développement de la tumeur se fait, la peau exceptée, aux dépens des différents tissus, mais plus spécialement des muscles et des aponévroses ; c'est ce qui permet d'expliquer les limites des lésions, car le tissu musculaire représente un assez mauvais terrain pour l'actinomyces, qui, en raison de la résistance des tissus devient bien plus sclérogène que pyogène, d'où l'enkystement relatif comme pour un corps étranger. L'actinomycome présente, pendant une longue période, toute la symptomatologie des néoplasies habituelles de la paroi. On l'a pris pour un *fibrome* (obs. II, III, IV, VI) ; pour un *sarcome* (obs. V). Le diagnostic paraît impossible avant la période d'ulcération, époque à laquelle la présence du champignon dans le pus des fistules peut être constatée au microscope. On pourra cependant y songer au point de vue clinique, lorsque la tumeur apparaîtra avec des troubles digestifs plus ou moins marqués, surtout si elle siège du côté droit (l'appendice étant souvent infecté).

IV. Le pronostic de cette lésion limitée est moins grave pendant un certain temps que celui d'un phlegmon actinomycosique aux lésions diffuses ; il devient plus réservé lorsque la tumeur se complique d'accidents inflammatoires, la formation d'abcès, de fistules permettant des infections surajoutées. Aussi le traitement doit-il être précoce et consister soit en une large extirpation, si la tumeur est nettement circonscrite, soit en larges incisions, débridements, badigeonnages à teinture d'iode si les lésions sont plus étendues. En même temps, on donnera de l'iodure de potassium à haute dose. Si l'iodure est mal supporté, on aura recours à l'iodipine par ingestion ou par voie sous-cutanée. On en continuera patiemment l'administration pour lutter contre la latence des infections abdominales.

INDEX BIBLIOGRAPHIQUE

Barth, Uber Bauchaktinomycose (Deutsch. medic. Woch. 1890).

Bonnet, Actinomycose de la langue (th. de Lyon, 1896).

Bollinger, Uber primäre Aktinomycose des Gehirnes bei Menschen (Münch. medic. Woch., 1887, Bd. XXIV).

Borelius, Nordiskt. Medicinskt. Arkiv. (36-3), 1903.

Brabec, Wiener klinische Rundschau, 1902, n° 48.

Choux, Archives générales de médecine, 1895,

Cornil et Babès, Les Bactéries, 1890.

Damalix, Fibromes de la paroi abdominale (th. de Paris, 1886).

Ducor, Gazette des hôpitaux, 1896.

Duvau, Pronostic éloigné des différentes formes cliniques de l'actinomycose humaine (th. de Lyon, 1902).

Glaser, Ein Beitrag zur Kazuistik und klinischen Beurtheilung der menschlichen Aktinomycose (Inaug. Dissert. Halle, 1888).

Guermonprez et Bécue, Traité de l'actinomycose.

Hinglais, De l'actinomycose appendiculo-cœcale (th. de Lyon, 1897).

Hochenegg, Zür Kasuistik der Aktinomycose des Menschen (Wien. Med. Presse, Bd XXVIII, 1887).

Legrain, Archives de parasitologie, janvier 1898.

Marion, Archives générales de médecine, 1903.

Martinet, Actinomycose du sterno-cléido-mastoïdien (th. de Lyon, 1903).

Locard et Leclainche, Les maladies microbiennes des animaux domestiques

Poncet et Bérard, Traité clinique de l'actinomycose humaine,
1898.

— De l'actinomycose humaine en France pendant ces deux
dernières années (1898-1900).

Poncet et Thévenot, De l'actinomycose humaine en France et
à l'étranger dans ces cinq dernières années (Bulletin de
l'Académie de médecine, séance du 9 juin 1903).

Reboul, Actinomycose dans le Gard (1er février 1902).

Roussel, De l'actinomycose en France (th. Paris, 1891).

Saussié, Le Phlegmon ligneux des parois abdominales (th. Paris,
1903).

Schreyer, Zwei Fälle von Aktinomycose der Bauchdecken
(Inaug. Dissert., Greifswald, 1890).

Thévenot, Actinomycome isolé de la paroi abdominale (Gazette
des hôpitaux, 1902).

— Actinomycome du sterno-cléido-mastoïdien (Lyon médical,
1902).

Thollon, De l'actinomycose néoplasique (th. de Lyon, 1896).

Vincent, Actinomycose cutanée (th. de Lyon, 1898).

www.ingramcontent.com/pod-product-compliance
Ingram Content Group UK Ltd.
Pitfield, Milton Keynes, MK11 3LW, UK
UKHW020044100726
13658UKWH00004B/1529